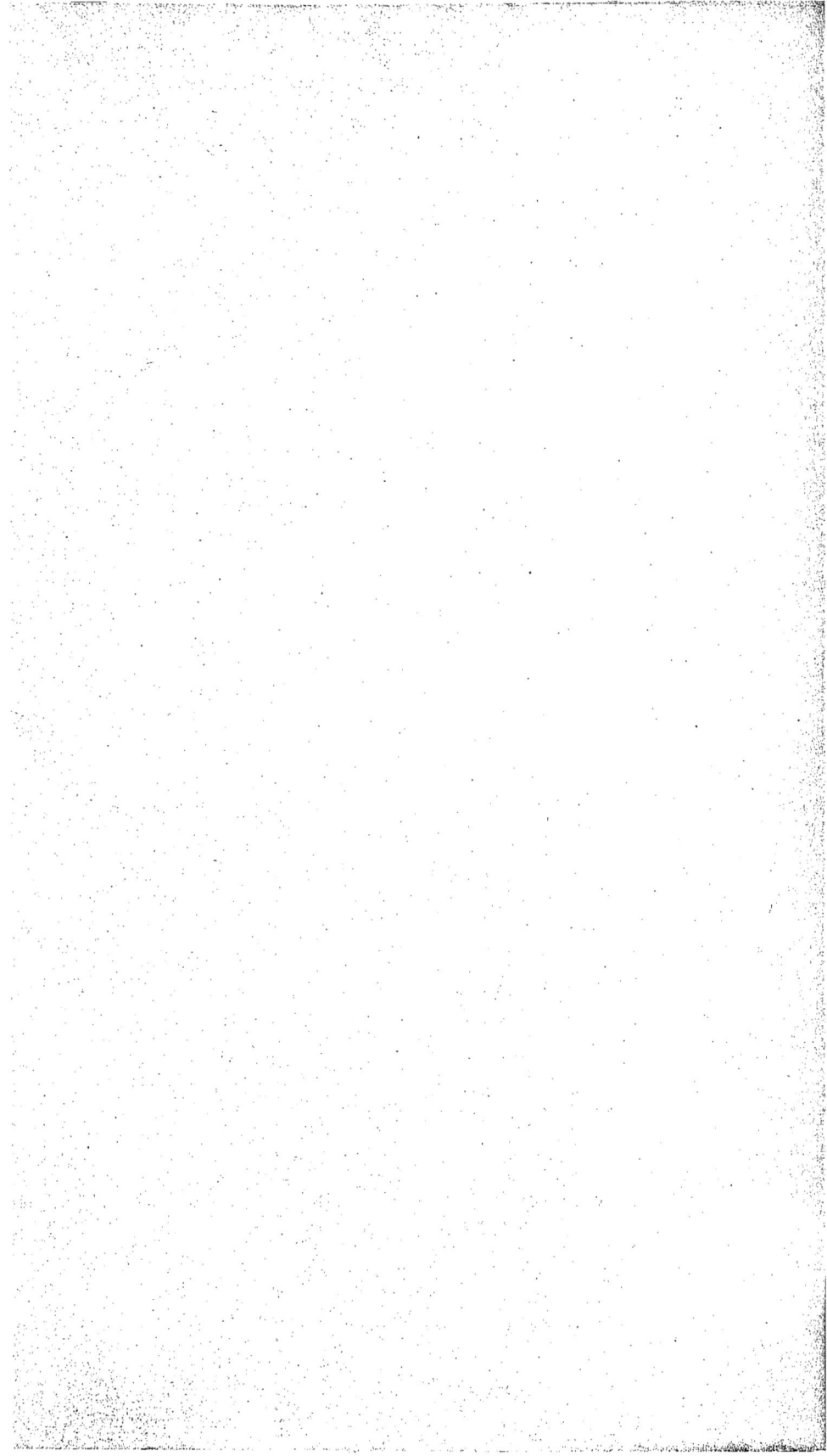

Dr Paul GUILLON

(DE PARIS)

&œ&

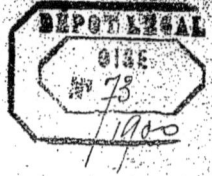

ABCÈS DE LA PROSTATE A PNEUMOCOQUES

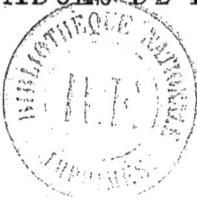

Communication faite à la quatrième session de l'Association française
d'Urologie, Paris 1899.

CLERMONT (OISE)

IMPRIMERIE DAIX FRÈRES

3, PLACE SAINT-ANDRÉ, 3

1900

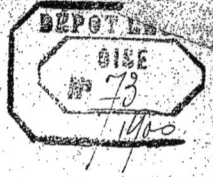

ABCÈS DE LA PROSTATE

A PNEUMOCOQUES

PAR

M. le Dr Paul GUILLON

(de Paris).

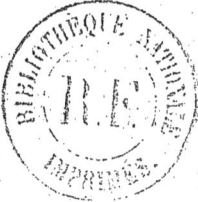

La rareté du fait d'un abcès de la prostate renfermant, à l'exclusion de tout autre micro-organisme, du pneumocoque à l'état de pureté fait tout l'intérêt de l'observation que j'apporte.

OBSERVATION.

M. H..., âgé de 42 ans, vient me trouver le 23 mai 1899.

Ce malade a toujours eu une excellente santé générale, sans aucune manifestation sérieuse du côté de l'appareil respiratoire ; depuis longtemps il a une constipation opiniâtre et des hémorrhoïdes externes.

Il a eu une seule blennorrhagie il y a 25 ans, de longue durée, mais complètement guérie. Orchite traumatique gauche il y a 20 ans. Depuis deux ans, sans souffrances, diminution et déformation du jet, lenteur à la miction, avec augmentation des efforts ; souvent quelques gouttes d'urine restent dans le canal après la fin de la miction. — Pas de fréquence, ni diurne, ni nocturne, pas de besoins impérieux, jamais d'hématurie.

Le malade a été examiné en 1898 à Necker, le diagnostic de cysto-prostatite a été fait, mais sans aucun traitement consécutif. Il m'apporte une analyse d'urine récente, où je note de l'hyperchlorurie et de l'hypophosphaturie légères ; on y trouve aussi des leucocytes et des cellules vésicales superficielles.

Je l'examine. Les *urines* sont claires, avec quelques filaments légers, produits de desquamation. Rien du côté des *reins* ; une légère atrophie congénitale du *testicule* droit ; à *l'épididyme* gauche un noyau qui doit être un reste de l'orchite ancienne ; le *prépuce* est long et étroit, présentant un très léger degré de phimosis congénital, mais sans adhérences, (jamais de balanites). *Canal* : un explorateur n° 18 passe facilement, mais avec un léger ressaut bulbaire ; un explorateur n° 22 donne un ressaut accentué. La *vessie* est très irritable, intolérante ; une sonde de Nélaton n° 15 est presque immédiatement expulsée (nervosisme) ; ce n'est que quelques jours plus tard que je constate une rétention de 20 grammes, et que je peux apprécier la capacité vésicale qui est minime.

Au toucher rectal, la *prostate* est petite, régulière, un peu dure ; il semble qu'on sente des lésions de prostatite ancienne, mais rien d'actuel. *Vésicules* normales.

Je porte le diagnostic d'uréthro-cystite chronique, avec rétrécissement bulbaire large.

Je commence la dilatation, d'abord avec des bougies ; puis, après cathétérisme évacuateur, je fais des instillations de protargol. La vessie devient rapidement plus tolérante et je peux pratiquer des lavages vésicaux avec une solution de protargol à 2 pour 1000, que je fais suivre d'instillations. L'urine résiduelle diminue (10 grammes). Après cinq ou six séances, je remplace les bougies par des Béniqué ; le jet augmente de volume.

Au bout de trois semaines (20 juin), Béniqué n° 56 ; capacité vésicale 200 grammes ; la rétention est toujours stationnaire ; je fais des injections intra-vésicales d'huile gaïacolée.

Le 24 juin, *quatre jours après le dernier cathétérisme*, le malade, qui a dû prendre froid la veille, est légèrement grippé : un peu de malaise général, inappétence, bouche mauvaise, lassitude. (Purgation, quinine). *Aucune manifestation broncho-pulmonaire.*

27 juin. — Légères douleurs en urinant.

Toucher rectal. Prostate petite ; lobe gauche un peu dur, battements perceptibles ; pas de points ramollis.

Suppression de toutes manœuvres de cathétérisme ; je prescris des grands lavements chauds.

1er juillet. — Douleurs passagères au périnée, mais pas la nuit : un peu de difficulté mictionnelle ; pas de température.

T. R. — Prostate, lobe gauche toujours uniformément dur, plus de battements ; je fais continuer les lavements.

4 juillet. — Le malade souffre plus, même la nuit ; douleurs sourdes, continuelles ; miction difficile et douloureuse. Urines avec nombreux filaments lourds.

Rien d'appréciable à la prostate.

Cathétérisme avec S. Nélaton : rétention 60 grammes ; injection vésicale d'huile gaïacolée.

6 juillet. — Hémorrhoïdes externes très congestionnées ; tou-

jours pas de température. Rétention 100 grammes ; vessie irritable : sonde Nélaton expulsée.

8 juillet. — Urines louches avec gros filaments ; pas de modifications prostatiques ; pas de fièvre. Suppositoires calmants.

11 juillet. — Hier soir, pour la première fois, 38°6 ; les douleurs diminuent, la miction est plus facile.

T. R. — Pas de battements ; à gauche l'induration est disparue ; on a comme la sensation d'une petite poche vidée.

13 juillet. — Température à peu près normale ; le malade souffre de plus en plus ; je le vois avec le Dr Desnos. Celui-ci trouve la prostate petite, ramollie, avec des lésions de périprostatite. Il est d'avis qu'un petit abcès s'est évacué spontanément, et que, tout en surveillant le malade, il n'y a pas lieu d'intervenir actuellement.

18 juillet. — Pas de modifications ; fluxion hémorrhoïdaire, constipation.

20 juillet. — Je vois le malade à 6 heures du soir. À la fesse gauche pointe une masse fluctuante, limitée, grosse comme un œuf. Toucher rectal très douloureux : prostate encore facilement délimitable, très peu augmentée de volume, sans battements ; un peu de ramollissement à gauche. Température au-dessous de 39°. Le soir évacuation spontanée par le rectum de pus fétide.

21 juillet. — M. Desnos vient avec moi examiner le malade. La collection purulente de la fesse est moins sphérique, moins pointante, mais plus volumineuse. Au toucher rectal on constate aussi de sérieuses modifications du côté de la prostate ; on sent à gauche une poche considérable, fusant très loin ; peut-être sur la ligne médiane perçoit-on l'ouverture rectale refermée.

En présence d'un abcès de la prostate se diffusant aussi rapidement, M. Desnos conseille d'opérer le plus tôt possible.

Le malade entre à Saint-Jean-de-Dieu.

22 juillet. — La collection purulente, malgré une nouvelle évacuation spontanée de pus par le rectum dans la nuit, a encore doublé de volume.

Opération.—Taille prérectale. Après l'issue d'environ 400 grammes de pus bien lié, non fétide, qu'on recueille aseptiquement avec des pipettes récemment stérilisées, on trouve une poche énorme, avec deux diverticules où pénètre l'index entier, contournant la vessie.

Contre-ouverture fessière : deux gros drains de 22 et 25 centimètres de longueur. Sonde à demeure, pansement à la gaze stérilisée.

Suites opératoires normales. La sonde est retirée le 3e jour ; le drain supérieur périnéal est laissé en place 11 jours. La miction est facile, l'urine belle ; le malade s'est levé le 12e jour.

Quant au trajet de l'ouverture fessière, qui longeait le rectum, tout en raccourcissant progressivement le tube et en en diminuant le calibre, je continue le drainage pendant 44 jours, jusqu'au 5 septembre,pour laisser la poche se combler par le fond et éviter toute fistule. Malgré cette durée prolongée, le 5 octobre tout est cicatrisé, sans trace d'aucun trajet fistuleux, même cutané, et la guérison est complète.

Examen bactériologique du pus

fait par M. E. Jules MASSELIN.

1°. — EXAMEN MICROSCOPIQUE EXTEMPORANÉ. Le pus a été recueilli purement.

Etalée sur lamelles, la matière purulente a été colorée dans une solution aqueuse de rubine et dans une autre de violet de gentiane. Les lamelles ont été ensuite, suivant la technique ordinaire,lavées à l'eau distillée, séchées, éclaircies par l'essence de girofle et enfin montées sur lames dans le baume du Canada dissous dans le xylène.

Au microscope (Verick ; oc. 3 ; immersion 12), les préparations renferment entre les nombreuses cellules blanches, formant globules de pus, des coccus arrondis ou ovalaires, isolés, en diplocoques, ou en petites chaînettes de trois à quatre diplocoques ; les formes ovalaires ont l'aspect lancéolé, en grain d'orge. Chaque germe est entouré d'une auréole claire : en un mot, le coccus est encapsulé.

L'emploi de la méthode de Gram réussit parfaitement. En double coloration au rouge-fuchsine, les germes fortement colorés en violet se distinguent nettement au milieu des éléments anatomiques colorés en rose.

2°. — CULTURES. Le pus, recueilli purement dans une pipette stérilisée, a été semé dans les différents milieux de culture suivants :

A. — En bouillon peptone, après 48 heures d'étuve, on obtient un trouble général du bouillon ; peu à peu, le bouillon devient limpide et la culture se dépose au fond du ballon en y formant un tapetum sablonneux incolore.

B. — Sur gélose, les germes donnent une fine culture incolore, transparente, lorsqu'on sème sur ce milieu une culture en bouillon.

C. — Sur pomme de terre, les coccus ne se développent pas

EXAMEN DES CULTURES. Toutes les cultures ont donné une seule espèce de germes, en coccus, prenant le Gram ; mais ici les microbes ont perdu l'auréole qu'ils possédaient dans le pus.

CONCLUSIONS. — Les caractères de formes, de coloration, de cultures, que nous venons de passer en revue, *la capsule qui entoure les coccus*, capsule qu'ils possèdent dans le pus et qu'ils perdent dans les cultures, tous ces caractères appartiennent au *pneumocoque* (streptococcus lanceolatus Pasteuri).

Le pus a été inoculé aux cobayes dans le but de savoir s'il ne contenait pas de bacilles de Koch : (sur ce point, l'examen microscopique extemporané fait sur des lamelles ayant subi la méthode d'Ehrlich est resté négatif). Même après deux mois d'attente les cobayes n'ont présenté aucun signe apparent de l'évolution du bacille de Koch ; à l'autopsie, ils n'étaient atteints d'aucune lésion : le pus n'était donc pas de nature tuberculeuse.

Les cultures ayant donné d'emblée une évolution rapide et *pure* du pneumocoque, celui-ci, au point de vue bactériologique, doit être considéré comme la cause essentielle de la formation de l'abcès.

Telle est l'observation qu'il nous a paru intéressant de publier, comme rareté bactériologique.

Nous n'avons pas trouvé dans la littérature médicale de cas d'abcès de la prostate dus au pneumocoque.

C'est un microorganisme répandu un peu partout (1) et pouvant, comme d'autres microcoques, exister dans le milieu extérieur ou même dans les cavités naturelles accessibles à l'air du corps de l'homme, et capable, en maintes circonstances, de manifester son pouvoir pathogène en provoquant l'éclosion non seulement de pneumonies, mais de beaucoup d'autres affections des plus variées.

On a pu le déceler dans l'air atmosphérique (Uffelmann), et dans les poussières (Emmerich). Netter (2) l'a rencontré 1 fois sur 5 en moyenne à l'état normal dans la bouche de sujets sains.

En dehors des pneumonies et de certaines grippes, le rôle pathologique du pneumocoque est des plus divers ; on

---

(1) G. ROUX. — Technique bactérioscopique. Lyon, 1898, p. 202.

(2) NETTER. — De la présence du microbe de la pneumonie dans la bouche des sujets sains. *Bulletin médical*, 1er mai 1887.

NETTER. — Du microbe de la pneumonie dans la salive. *Société de Biologie*, 29 novembre 1887.

sait aujourd'hui qu'il peut être cause de suppuration, soit à la suite, soit même en dehors de toute infection pulmonaire (1). Nous n'avons pas la prétention de passer ici en revue toutes les manifestations purulentes dont il a été reconnu comme l'agent principal : (pleurésies, méningites, endocardites, otites, sinusites, péritonites, entérites (2), conjonctivites, arthrites, abcès variés et notamment du foie (3), etc.).

Mais jusqu'à présent il a été signalé fort peu dans les voies urinaires. Roger et Gaume (4) ont trouvé des ptomaïnes sécrétées par le pneumocoque dans l'urine des pneumoniques.

Les complications rénales dues au pneumocoque ont été peu étudiées. Cependant Nauwerk (5) a vu des pneumocoques dans une néphrite pneumonique. Weichselbaum (6) les a trouvés dans l'urine albuminurique. Tizzoni et Mircoli (7), puis Caussade (8) ont étudié particulièrement cette complication de la pneumonie.

Expérimentalement, Bazy (9) a provoqué chez le lapin de la cystite et une infection généralisée par injection dans la vessie, sans rétention forcée, de culture de pneumocoque. Il l'a choisi pour ses expériences, parce que c'est le poison microbien auquel le lapin est le plus sensible ; le pneumocoque provenait d'un malade en pleine évolution de pneu-

(1) DUFLOCQ ET MÉNÉTRIER. — Déterminations pneumococciques primitives sans pneumonie. *Archives de Médecine*, 1890.
CHARRIN ET VEILLON. — Péritonite à pneumocoque sans pneumonie. *Société de Biologie*, 30 décembre 1893.

(2) WEICHSELBAUM. — *Centralblatt f. Bakt. und Parasitenk.*, 1890, V. A. FRAENKEL. *Hygienische Rundschau*, sept. 1892.

(3) Voir NETTER. — Le pneumocoque ; revue critique. *Archives de médecine expérimentale*, 1890, nos V et VI.

(4) ROGER et GAUME. — Toxicité des urines dans la pneumonie. *Revue de Médecine*, 1888.

(5) NAUWERK. — U. Morbus Brightii bei croupöser Pneumonie. *Beiträge zur pathol. Anatomie*, t. I.

(6) WEICHSELBAUM. — U. d. seltenere Localisationen des pneumonischen Virus. *Wien. klin. Woch.*, 1888.

(7) TIZZONI ET MIRCOLI. — Intorno al' alcune localizazione della infezione determinata nell' uomo del diplococco lanceolato e capsulato del Fraenkel. *Archi. italian. di clin. med.*, 1887.

(8) CAUSSADE. — De la néphrite pneumonique. Th. Paris, 1890.

(9) BAZY. — De l'absorption par les voies urinaires. *Archives de médecine expérimentale*. 1er juillet 1894, p. 526.

monie. Sur 6 animaux, 5 sont morts ; et à l'autopsie on a retrouvé dans le péritoine et dans la plèvre un liquide louche contenant du bacille de Fraenkel.

Le pneumocoque, cependant, n'est pas un agent habituel des infections urinaires. Albarran, Hallé et Legrain, dans leur rapport présenté à la 3e session de l'Association française d'Urologie, classent ce microbe parmi les agents *rares* des infections vésicales. « Bastianelli (1) est le seul auteur qui ait, jusqu'ici, à notre connaissance, disent-ils, signalé le pneumocoque comme agent d'infection vésicale : il l'a rencontré à l'état de pureté dans trois cystites ».

Si, aux 37 cas de Bastianelli (2), on ajoute les 72 cas où Melchior (3) et les 126 cas où Rovsing (4) ont fait des examens bactériologiques sans le rencontrer ; si on ajoute encore les 20 cas d'abcès urineux d'Albarran et Banzet (5) et les 15 observations de la thèse de Cottet (6), on voit que, sur 270 cas d'infection urinaire, le diplocoque de Fraenkel n'a été trouvé que 3 fois, pur, et jamais associé.

Guelliot (7), « apportant quelques matériaux pour un chapitre à peu près inédit de la pathologie génitale », a publié une observation *d'abcès du scrotum à pneumocoques simulant une tuberculose des bourses*, et dont la pathogénie reste inexplicable. Chez un malade qui ne donne pas de renseignements précis sur ses antécédents personnels, sans cause appréciable, ni traumatisme, ni blennorrhagie, ni maladie générale, un abcès se produit à la partie inférieure du scrotum à gauche ; l'examen du pus montre sur-

(1) BASTIANELLI. — Il diploc. Fraenkel quale causa di cyst. pur. *Bull. della Soc. Lancisiana degli Osp. di Roma*, 1895, p. 95.

(2) BASTIANELLI. — Studio etiol. sulle Infez. delle vie urin. Roma, 1895.

(3) MELCHIOR. — Cystite et infection urinaire. Copenhague, 1893. Paris, 1895.

MELCHIOR. — *Ann. génit. urin.*, avril 1894, p. 303.

(4) ROVSING. — Etudes cliniques et expérim. sur les aff. infectieuses des voies urin. *Ann. génit. ur.*, sept. 1897 à mars 1898.

(5) ALBARRAN et BANZET. — Note sur la bactériologie des abcès urineux. *Ann. génit-ur.*, 1896.

(6) COTTET. — Recherches bactériologiques sur les suppurations périuréthrales. Th. de Paris, 1899.

(7) O. GUELLIOT (de Reims). — De quelques abcès du scrotum. *Union médicale du Nord-Est*, 15 avril 1899.

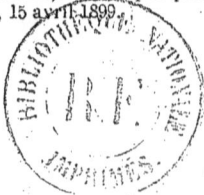

tout des *pneumocoques très nets*, associés à quelques staphylocoques.

Dans un rapide historique des abcès du scrotum à pneumocoques, l'auteur rappelle les cas de Prioleau (1) (de Brives) (abcès testiculaire entre deux atteintes de pneumonie, la présence du pneumocoque n'est pas absolument affirmée); de Macaigne et Vanverts (2) (phlegmon péritesticulaire avec bacille de Friedlaender associé à quelques streptocoques); de Halban (3) (hématome suppuré à la suite d'un coup, pneumobacille de Friedlaender pur); de Le Roy des Barres et Weinberg (4) (abcès traumatique après une chute, bacille de Friedlaender pur).

Dans ces derniers cas c'est la présence du bacille de Friedlaender qu'on doit incriminer, et non le pneumocoque de Talamon Fraenkel.

Dans les suppurations de la prostate, en dehors du gonocoque et du bacille de Koch, les agents habituels sont le staphylocoque, le streptocoque et le coli-bacille, purs ou associés — sans parler des anaérobies sur lesquels l'attention est aujourd'hui appelée (Veillon, Cottet).

En dehors des 3 cas de cystite de Bastianelli, de l'abcès du scrotum de Guelliot, qu'on doit rapprocher de notre observation, nous croyons qu'on ne trouverait pas dans la littérature médicale de cas analogue.

Il pourrait être intéressant de rechercher chez notre malade l'étiologie de cette infection de la prostate par le pneumocoque. La cause de la localisation semble demeurer inconnue; peut-être existait-il dans l'organisme depuis longtemps; c'est ce qui expliquerait peut-être son peu de virulence dans les inoculations. On a dit, en effet, que le long séjour du pneumocoque dans l'organisme peut modifier et atténuer sa virulence (Lesage et Pineau) (5).

Quelle a été la voie d'infection ?

(1) PRIOLEAU. — *Semaine médicale*, 1894, p. 375.

(2) MACAIGNE et VANVERTS. — *Etiologie et pathogénie des orchi-épididymites aiguës. Ann. des malad. des org. génit.-urin.*, 1896, p. 684.

(3) HALBAN. — *Wiener klin. Wochensch.*, 29 oct. 1896.

(4) LE ROY DES BARRES et WEINBERG. — *Soc. de Biologie*, 21 mai 1898.

(5) LESAGE et PINEAU. — *Note sur un cas d'infection lente par le pneumocoque. Société de Biologie*, 4 février 1893.

La stérilisation rigoureuse des instruments (formol pour les sondes et bougies, la flamme pour les Béniqué) semble permettre à priori d'écarter l'introduction du pneumocoque seul venant de l'air.

Comme dans tout cathétérisme pratiqué dans des conditions pathologiques (lésions de la vessie et rétention d'une part ; foyers infectieux en arrière d'un rétrécissement de l'urèthre d'autre part), la réceptivité était infiniment plus grande du côté de la prostate, qui présentait déjà des lésions anciennes. Il semblerait que l'infection par les microbes uréthraux se puisse admettre facilement. En a-t-il été ainsi ? L'urèthre, même d'un rétréci, sans écoulement, ne contenait vraisemblablement pas le pneumocoque à l'exclusion de tout autre micro-organisme. Il en devait être de même pour la vessie.

Faut-il admettre le rein comme porte d'entrée du pneumocoque dans les voies urinaires inférieures ? Rien dans l'histoire clinique du malade ne peut justifier cette hypothèse : aucune maladie infectieuse grave capable de se compliquer d'une néphrite secondaire, pas de symptômes appréciables de lésion rénale, si minime soit-elle ; et je ne crois pas que, cliniquement, les néphrites par pneumocoques puissent passer inaperçues.

Doit-on croire, comme l'expliquent Rovsing et Reblaub pour le bacille de Koch dans les cystites, à l'apport direct du pneumocoque, par le sang, dans les capillaires prostatiques, par la voie de la circulation générale ? Il n'y a pas eu chez le malade d'infection pneumococcique ni locale, ni généralisée, en dehors d'une très légère poussée de grippe, sans forme broncho-pulmonaire, qui ne saurait être incriminée. Et, cependant, c'est peut-être encore là l'étiologie la plus admissible ; ou bien encore la détermination *a frigore* ?

Y avait-il un foyer infectieux de voisinage (intestin) et l'infection s'est-elle faite directement à la suite de lavements mal dirigés, ou indirectement (constipation et stase stercorale) par propagation à travers les tissus [Reymond (1)] ou par la voie lymphatique. S'il s'agissait de coli-bacille, cela se concevrait facilement ; mais on a vu que, malgré l'ou-

(1) REYMOND. — Des cystites consécutives à une infection de la vessie à travers les parois. *Ann. génit.-urin.*, avril et mai 1893.

verture spontanée, par deux fois, dans le rectum, de la collection purulente, on n'a pas trouvé à l'examen le coli-bacille, dont l'envahissement est toujours si rapide dans les tubes de culture. Puis ce serait déplacer simplement le problème : d'où serait arrivé ce pneumocoque dans l'intestin ?

L'étiologie chez notre malade reste donc très obscure, et nous n'avons pas la prétention de la trouver.

Le fait rare, nouveau, et que nous constatons sans l'expliquer est la présence, dans le pus d'un volumineux abcès prostatique, du pneumocoque, à l'exclusion de tout autre micro-organisme, sans qu'on trouve, en fouillant minutieusement le passé pathologique le plus lointain du malade, la plus légère infection pneumococcique.

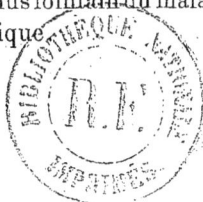

Clermont (Oise). — Imprimerie Daix frères, 3, place Saint-André.

119

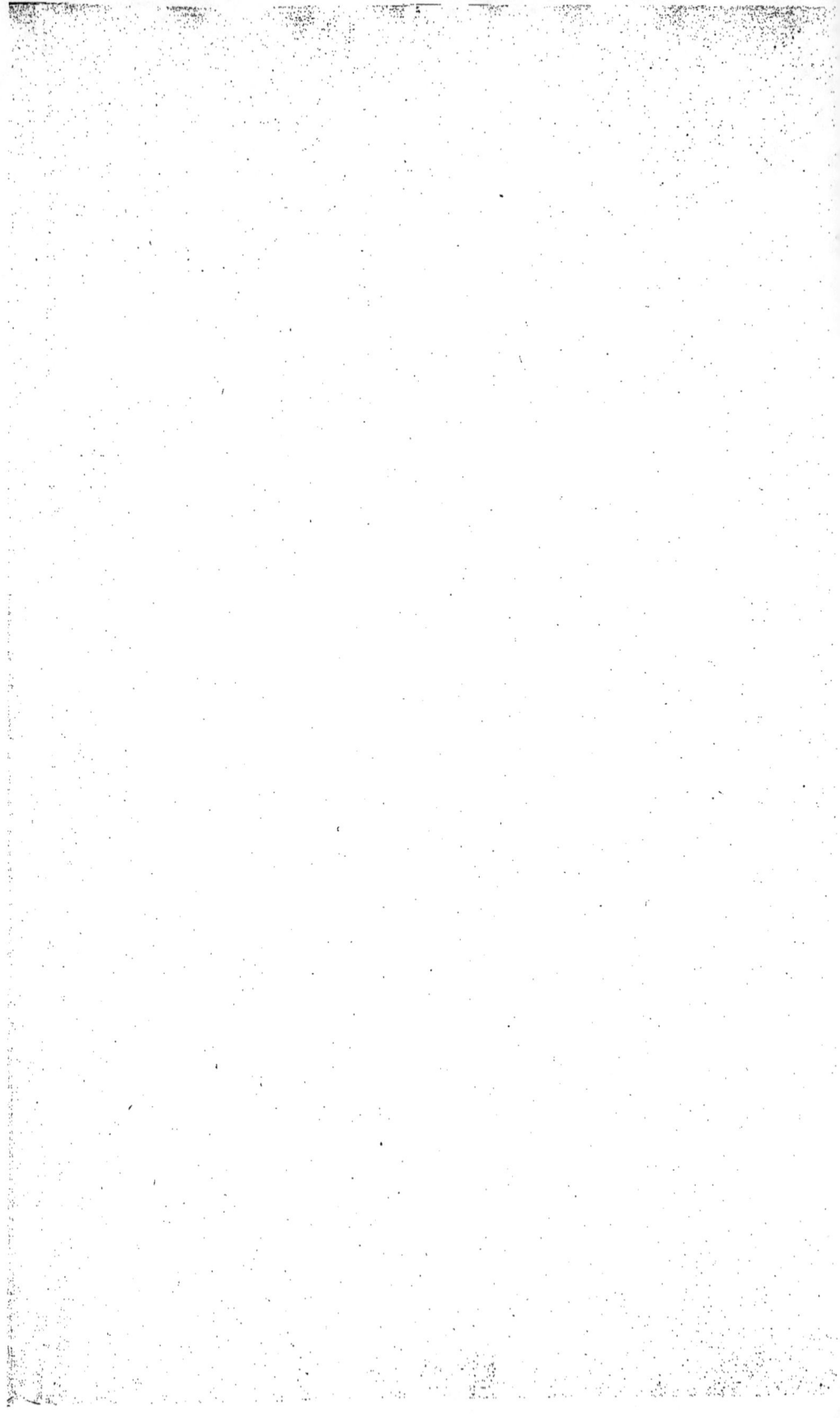

www.ingramcontent.com/pod-product-compliance
Lightning Source LLC
Chambersburg PA
CBHW070230200326
41520CB00018B/5800